Curé

T 56
59 e

Curé

Observations

SUR

LA MALADIE ET LA MORT

de M. Thervay,

PAR LE DOCTEUR CURÉ, DE DOLE.

> Les gens médiocres sont tranchants, parce qu'ils
> ne savent rien faire de mieux.
>> BEAUCHÊNE, *médecin de Louis XVI.*

> Calomnions, calomnions ; il en reste toujours
> quelque chose.
>> BEAUMARCHAIS, *le Barbier de Seville.*

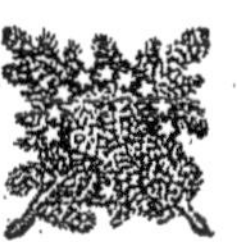

ARBOIS,

DE L'IMPRIMERIE D'AUGUSTE JAVEL.

OBSERVATIONS

SUR

LA MALADIE ET LA MORT

de M. Thervay,

PAR LE DOCTEUR CURÉ, DE DOLE.

Les gens médiocres sont tranchants, parce qu'ils ne savent rien faire de mieux.

BEAUCHÊNE, *médecin de Louis XVI.*

Calomnions, calomnions, il en reste toujours quelque chose.

BEAUMARCHAIS, *le Barbier de Séville.*

Il est pénible pour un médecin d'obtenir un triste résultat, après avoir employé tout ce que ses connaissances peuvent lui suggérer; car, que de veilles pour le praticien consciencieux! à combien de recherches n'est-il pas obligé de se livrer, afin de s'appuyer des lumières de ses prédécesseurs et de ses contemporains !

C'est ce sentiment intérieur qui lui donne cette force morale auprès de son malade; c'est cet assentiment public qui le dédommage de ses peines. Mais qu'une calomnie soit jetée par jalousie ou méchanceté, avec quelque vraisemblance, sur un événement malheureux, (cela est si facile dans notre art,) tout est perdu pour lui, excepté sa conscience d'avoir bien fait; et s'il ne peut avec certitude mettre au jour et rendre évidente la calomnie, plus de confiance, même en ses forces, et surtout plus d'espérance, s'il débute.

Telle est la position pénible où m'avait placé **M. Bolut-**Patouillot vis-à-vis de la famille Thervay, qui m'accordait sa confiance, et des personnes qui veulent bien m'en honorer.

Fier aujourd'hui de conserver celle des premiers, j'ose espérer ne point perdre celle des seconds, après qu'ils auront pris connaissance des faits tels qu'ils ont eu lieu.

Appelé le 25 mai dernier pour me rendre à **Crissey**, près de **M. Thervay**, qui venait de recevoir d'une vache un coup de corne dans la cuisse, j'arrivai 5/4 d'heure après l'accident, et trouvai le blessé revenant d'une syncope; il était sur son lit, déshabillé, la figure pâle, le pouls donnant par minute 40 pulsations très-faibles; il disait que ce n'était rien, nous rassurait sur son état. (1) Comme on m'annonça que la plaie ne donnait plus de sang, je jugeai de suite que l'artère crurale n'était pas atteinte, ce que je devais craindre d'après le rapport de l'envoyé, qui me dit avoir vu tomber **M. Thervay** couvert de sang. Mais ce n'était que du sang veineux; une grosse veine ou un tronc veineux avait été ouvert, et se trouvait dans ce moment clos par un caillot ou par un changement musculaire depuis que le malade était sur son lit. En effet, en découvrant la plaie, j'y trouvai des caillots et de petits lambeaux de muscles qui paraissaient avoir été arrachés; la plaie, située à la région crurale interne de la cuisse gauche, à trois pouces des parois abdominaux, avait deux pouces d'une commissure à l'autre. On aurait pensé qu'une arme tranchante l'avait faite, et par la forme, et par la netteté de la solution. J'affirmai à la famille qu'aucun des vaisseaux ne me paraissant atteint, la blessure présentait peu de gravité par elle-même, et qu'elle ne compromettrait point la vie du blessé, tant que les organes du ventre ne viendraient point à s'enflammer, ce que je devais craindre, connaissant le régime que **M. Thervay** suivait journellement. Le malade me raconta qu'il n'avait pas senti l'introduction de la corne

____

(1) **M. Thervay** était de ces hommes très-forts physiquement et moralement, qui ne communiquent jamais leurs impressions.

dans sa cuisse ; que se sentant pris, il voulut faire un mouvement rétrograde, et qu'il tomba ; que s'étant relevé, il saisit la corne et l'arracha de la plaie ; qu'alors un flot de sang étant venu, il perdit connaissance.

Après m'être assuré qu'aucun corps étranger n'existait dans la plaie, par l'inspection des vêtements, de la corne, qui se trouvait très-aiguë, je ne crus devoir ni la sonder, ni chercher à débarrasser les caillots dont son ouverture était remplie, dans la crainte de renouveler l'hémorragie ; je me contentai de panser la plaie comme le font tous les praticiens dans les plaies par arrachement, coupai les petits lambeaux de muscles qui sortaient, lavai, mis quelques compresses sur la plaie, et après avoir recouvert toute la cuisse de cataplasmes de farine de lin et de mauves, je plaçai le membre dans une position mi-fléchie ; j'ordonnai le repos et des bouillons.

A neuf heures du soir le malade est dans le même état ; seulement le pouls donne 80 puls. sans être dur.

26, 27. Même état ; le malade repose : même régime.

28. Tout est pour le mieux ; la plaie est enflammée, se débarrasse des caillots ; un peu de sérosité en coule ; j'ose insinuer un petit stylet, qui me donne peu de profondeur ; mais en le portant dans la partie supérieure, il s'arrête aux parois abdominaux, et me donne 3 pouces. Ramené à la partie interne de la cuisse, il me donne autant de profondeur. Rien extérieurement et inférieurement, ce qui me fait juger que la corne, sans être entrée profondément, (la tête de la vache étant baissée,) était entrée de bas en haut, et que par la chute de M. Thervay elle s'était portée à la partie interne de la cuisse.

29, 4ᵉ jour de maladie. Le malade est on ne peut mieux. Il a passé une bonne nuit ; la sérosité continue à couler ; la plaie est belle ; la cuisse n'a qu'un pouce de plus en circonférence, comparée à la droite ; le pouls donne toujours 80 puls. Le ventre est souple ; pas d'altération, peu de douleur ; toutes les fonctions se font bien ; le malade est assez gai : rien n'annonce de sinistre prochain. A 2 heures après midi je reçois une lettre de M. Panier fils, qui me prie de me rendre à Crissey à 6 heures, sans rien me dire de plus. Deux heures après arrive un exprès, qui vient m'annoncer une consultation, et me dit emmener M. Roch, sans autre explication.

J'avoue que ma surprise fut grande. Enfin à 5 heures je pars pour Crissey; en route je rencontre M. Roch qui revenait accompagné de M. Martin, beau-frère du blessé. M. Roch me dit approuver tout ce que j'ai fait, et me conseille de le continuer. Comme je veux revenir avec lui, M. Martin, me prenant à part, m'annonce que je trouverai MM. Bretillot et Bolut-Patouillot à Crissey, et me raconte comment ce dernier a provoqué cette consultation.

M. Bolut-Patouillot était lié dès l'enfance avec M. Thervay, et se trouvait par le fait médecin de sa maison. Le jour de l'accident, ne l'ayant pas trouvé chez lui, on vint me chercher. Le soir même M. Bolut se rend près du blessé; reçu comme ami, il reste une heure, et part quelques minutes avant mon arrivée, qui lui est annoncée, car j'avais dit à la famille que je serais de retour à neuf heures. Il sait l'heure à laquelle mes visites ont lieu les jours suivants, et se garde bien d'accorder les siennes de manière à se rencontrer avec moi. Enfin ce jour même 29 il vient dans la matinée, et après avoir dit quelques mots oiseux au malade, (*n'étant point consulté sur la blessure qu'il n'a point encore vue, sachant seulement qu'elle est à la cuisse*), il entraine en se retirant Mme Rossigneux, belle-mère de M. Thervay, et lui dit : « QU'EN AMI ET EN » CONSCIENCE *il ne pouvait laisser périr son ami Thervay victime* » *d'un régime mal ordonné; que traité à l'eau chaude il succombe-* » *rait dans deux jours, si l'on ne faisait des incisions, même* » *de six pouces, la cuisse contenant des pintes de pus.* » Mme Rossigneux lui fit la juste observation qu'*en ami et en conscience* il aurait dû les prévenir dès le commencement. *Oui*, dit-il; *mais à mon arrivée on devait remercier M. Curé.* C'est ici que perce le bout de l'oreille (1).

(1) M. Bolut s'est oublié au point de me dire, lorsque nous revenions

J'arrive le premier, et ne communique pas ce que je sais à la famille, que je vois embarrassée. Bientôt après survient M. Bolut-Patouillot, suivi de MM. Bretillot et Panier fils. Laissant à peine à ces derniers le temps d'entrer, *en présence du malade*, de toute la famille, M. Bolut crie *que j'ai mal saisi la blessure*, *que mon traitement est extrêmement mal ordonné*, *que par le fait je serai l'auteur d'accidents très-graves, auxquels le blessé pourrait bien succomber ; que la cuisse contenant des pintes de pus, je devais faire des incisions de six pouces, comme dans les plaies d'armes à feu*.

Tout cela fut dit avec un ton d'assurance, un accent tranchant dont je redoutai les effets sur le blessé. J'étais étranger, et M. Thervay, me connaissant peu, pouvait être ébranlé dans sa confiance en moi, et croire à des paroles dont l'effet devait agir fortement sur lui ; car qui n'a lu, dans le récit de nos troubles politiques et de nos campagnes, combien les médecins prenaient de précautions pour éviter toute émotion aux blessés. Nous savons par expérience combien elles deviennent funestes, agissant fortement sur le système nerveux. Par le moral on guérit beaucoup de malades : je pourrais le demander à M. Bolut, médecin des fous ; par le moral on tue aussi ; je pourrais citer mille exemples des deux cas. Et c'est avec des paroles de mort que l'on vient soulager le malade !

Je cherchai donc à combattre M. Bolut, qui se posait comme juge d'une blessure qu'il n'avait pas encore vue, et venait, avec ses grands mots de *plaies d'armes à feu*, parler *d'incisions de 6 pouces*. J'avoue que M. Bolut convint qu'il avait vu peu de plaies d'armes à feu, quoiqu'il eût été médecin militaire. Effectivement M. Bolut a servi dans les rangs inférieurs de nos officiers de santé ; ses campagnes se

ensemble de Crissey après la consultation, que j'aurais dû, après avoir vu la blessure, me présenter chez lui, lui rendre compte de mon pansement, et lui remettre le malade. Depuis 1819 j'étudie la médecine ; jamais je n'ai entendu adresser un pareil langage, même à un élève.

sont bornées à parcourir les routes de **Dole** à **Strasbourg** et **Paris**; mais je suis forcé de lui dire qu'il en a tout à la fois peu vu et peu lu, car il se fait un grand nombre de plaies d'armes à feu pour la guérison desquelles on ne fait pas d'incisions, surtout de 6 *pouces*.

Je terminai ces tristes débats en prouvant à **M. Bolut** qu'il n'y avait que la jalousie seule qui pût l'aveugler au point de s'oublier ainsi devant le malade, et je lui fis voir la plaie, ainsi qu'à **M. Bretillot**, qui, après avoir sondé et reconnu, comme je l'avais fait, l'étendue de la blessure, *approuva mon traitement et le continua*, combattit les incisions que **M. Bolut** voulait faire envers et contre tous; et après avoir assuré la famille que la blessure paraissait peu grave, que l'état du malade était pour le mieux, nous nous retirâmes sans rien changer. En revenant à **Dole**, je priai **M. Bretillot** de venir au moins tous les deux jours.

La journée se passe assez bien. Le malade se plaint beaucoup de la consultation, de nos débats, et cependant dit n'en pas être affecté. (Comme je l'ai déjà dit, **M. Thervay** était un homme qui communiquait peu ses impressions.) La nuit est assez tranquille.

Le 30. Nous sommes tous à la visite, (**M. Bretillot** excepté.) Rien de nouveau. Seulement **M. Bolut** revient à ses incisions, à ses taillades de 6 pouces, mais en changeant de thèse. **Hier** la blessure devait être traitée comme une plaie d'arme à feu; aujourd'hui c'est comme *un vaste panaris, un énorme furoncle, les aponévroses empêchant l'extension d'amas considérables de pus, etc., etc.* Cela se passe au lit du malade. Je lui fais observer que nous sommes au 5me jour de la blessure; que vu le peu de grosseur du membre, il ne peut y avoir beaucoup de pus, etc. Il n'y a pas moyen d'y tenir. **M. Roch** termine ces débats en lui disant que jamais de telles discussions ne se font au lit d'un malade. Même régime.

La journée est moins tranquille; le malade est agité, se plaint beaucoup de ces débats, ne veut plus de consultations. Une douleur profonde sous-cordiale et épigastrique se fait sentir; il s'en plaint beaucoup à ma visite du soir; le ventre est peu tendu; il a eu des vomissements. Le pouls, qui s'était maintenu à 80, donne 100 puls. Je fais recouvrir les parties douloureuses d'un cataplasme de lin et de pavots, annonçant que si cet état continue on appliquera des sangsues. J'ordonne la diète.

31. A sept heures du matin nous sommes tous à la visite. Le malade a eu une nuit horrible; le *facies* est altéré, coloré; la respiration courte, saccadée et très-douloureuse; le ventre ballonné, le pouls très-petit, donnant 130 puls. Le malade ne peut se remuer sans ressentir des douleurs aiguës dans les lombes. Il est très-mal. La cuisse est dans le même état de grosseur; mais la plaie, qui était belle et commençait à suppurer, est pâle, sans sérosité purulente sur la compresse : il y a métastase évidente.

Nous pensâmes tous que M. Thervay, d'une constitution bilioso-sanguine, se nourrissant de mets extrêmement épicés, avait par prédisposition amené ces tristes résultats, et nous rejetâmes bien loin toute impression morale. Mais aujourd'hui j'en appelle à M. Bretillot, qui eut la complaisance de passer toute cette journée avec moi près du malade. Combien il était difficile de nous expliquer des symptômes aussi alarmants, aussi violents, venus si subitement ! Aujourd'hui pour moi plus de doute : c'était le système nerveux de la vie organique qui en était le principal auteur, surtout le plexus solaire, car tous ces symptômes proviennent des organes auxquels ils distribuent la vie nerveuse organique. On sait que toutes les impressions agissent fortement sur ce système de nerfs; car quelle est la personne qui, éprouvant soit de la joie, soit surtout de la peine, ne ressent à la région profonde de l'épigastre un sentiment douloureux ?

Nous sommes tous d'avis d'appliquer des sangsues à la région des fausses-côtes, de l'estomac; de recouvrir toutes ces parties de cataplasmes émollients et narcotiques, de faire des frictions opiacées, de donner une potion calmante. M. Bretillot passe la journée avec moi. La médication agit très-promptement; le malade se trouve mieux; les symptômes, en général, semblent s'amender. Nous le quittons à 6 heures, et je reviens à 8 pour y passer la nuit. (1)

En arrivant je demandai si M. Bolut avait ordonné quelque chose; on me répondit qu'il s'était beaucoup apitoyé sur la triste position de son ami; *qu'il en avait perdu*, disait-il, *le sommeil et l'appétit.*

Je trouvai en effet le malade plus mal; tous les symptômes étaient revenus avec autant d'intensité que le matin. La nuit fut pénible; l'anxiété extrême, le malaise général, le pouls petit, très-fréquent, continuèrent jusqu'à 2 heures après minuit, époque où arriva un délire, qui fut suivi d'un abattement général dont les résultats amenèrent une forte sueur, que je regardai comme une crise, extrêmement heureuse; je l'annonçai de suite à toute la famille désolée, car c'était un mieux inespéré. Dès-lors tout alla bien : la respiration fut libre; peu de douleur à l'épigastre; le ventre, revenu à son état naturel, portait seulement des vergetures couleur lie de vin; le pouls donnait 90 p.; le malade dit être bien.

1er juin. Ces messieurs, tous présents à 7 heures du matin, trouvent le malade très-bien; on continue le même régime, et l'on panse la plaie avec un onguent digestif, afin de la ranimer. Le soir je trouve le malade encore mieux.

2. Nous sommes tous à la visite, excepté M. Bolut. Le malade a passé une bonne nuit; il se plaint, comme les jours précédents, du nombre des médecins; est agité, n'a plus le *facies* tranquille; une douleur se fait toujours sentir dans la région lombaire s'il veut changer un membre de place. La plaie semble reprendre et veut suppurer; même régime.

______

(1) A quelques pas de la maison je rencontrai M. Bolut, qui, tout en sifflant l'air *Bon voyage, cher Dumollet*, m'annonça qu'il venait de voir le malade, qui était très-mal. Ne pouvant contenir mon indignation, j'adressai à M. Bolut des reproches mérités, et la réponse du médecin militaire ne trouva plus de ma part que le silence de la pitié.

M. Bolut vient après nous dans la matinée ; on lui dit que le malade dort : il veut le voir et monte près de lui. **M.** Thervay profite du moment pour lui dire ces tristes paroles : **BOLUT, TU M'AS FAIT BIEN PLUS DE MAL QUE LA VACHE !** Cela dit, il lui fait signe qu'il veut dormir ; **M.** Bolut part et **NE REVIENT PLUS....**

Les 3 et 4 se passent très-bien, la plaie suppure ; tout porte à penser que le malade, qui reprend des forces, ira bien, lorsqu'arrivant le 5, à 7 heures du matin, je le trouve baigné dans son sang. Il s'était agité assez fortement dans son lit pendant la nuit, et une hémorragie veineuse était arrivée et continuait encore sans qu'il s'en doutât. Je fis de suite une compression de la blessure, et le sang ne coula plus ; mais l'état général du malade changea de suite. Le pouls donnait 105 p. très-faibles ; c'était un pouls nerveux, qui depuis cette époque a varié de 80 à 120 jusqu'à sa mort. Deux petites escarres se forment à la région du sacrum, et sont restées les mêmes pendant la maladie.

Le 6 juin. **MM.** Roch et Bretillot continuent la compression. On relève les forces du malade au moyen de toniques. Le pouls était revenu à 90.

Les 7, 8, même état de malaise. Craignant alors qu'il n'y eût absorption par la veine ouverte existant dans la plaie en suppuration, je fais faire deux plaques de plomb que j'applique aux parties supérieure et inférieure de la blessure, dans la direction présumée du vaisseau lésé, pour donner issue au pus. Le malade s'en trouve bien ; on le voit reprendre des forces. On fait 4 pansements par jour. Il se plaint toujours de la région lombaire, prend journellement des bains. La cuisse est enflammée à sa partie externe ; le genou, qui était gros et enflammé, reprend sa grosseur naturelle.

Le 15. Le malade assiste pendant 4 heures au dîner de sa famille, dans la salle à manger, se trouve bien et très-gai, conserve cependant toujours ce pouls de 85 p. ; régulier, mais petit. L'estomac digère mal ; il éprouve du dégoût pour tous les mets qu'on lui présente, prétendant toujours qu'ils sont mal préparés.

Le 24. J'ouvre un petit abcès cutané à la partie antérieure de la cuisse ; la plaie est toujours belle, a peu de profondeur, le stylet pénétrant à peine. La suppuration est en très-petite quantité, et cependant on introduit à chaque pansement une mèche pour la maintenir ouverte et l'empêcher de se cicatriser trop promptement.

Le malade continue à être dans un état passable ; une douleur arrive au pied du membre blessé. Le 2 juillet elle se porte au genou, non volumineux, de là à l'articulation de la cuisse, au-dessus de la plaie, dans la région crurale.

L'affection traumatique cause des douleurs inouïes au malade ; la plaie donne toujours un peu de pus ; des vésicatoires (quatre) sont appliqués sur les membres inférieurs ; des frictions narcotiques, opiacées, y sont également faites, principalement sur la région douloureuse, que l'on frictionne nuit et jour. Des opiacés, des antispasmodiques sont pris à l'intérieur. Enfin, après quelques jours de souffrance, un mieux arrive ; mais le malade se trouve très-épuisé ; les vésicatoires se sèchent de suite ; la peau depuis quelque temps est sèche et ne paraît pas fonctionner : ce qui nous l'indique, ce sont les vergetures du ventre qui existent toujours ; la plaie ne donne plus de pus : le 12 elle se cicatrise. Le malade continue à se plaindre de la région lombaire, ne prend plus de force ; le pouls est toujours le même ; l'on ne peut toucher le membre blessé sans faire jeter des cris au malade, qui dit souffrir beaucoup à la région crurale.

Le 20. Des vomissements bilieux apparaissent ; l'estomac rejette les aliments ; la langue a une couleur lie de vin (jusque-là elle avait été assez naturelle). Le ventre est toujours souple et non douloureux. Les déjections deviennent grisâtres et fétides ; les urines sont rougeâtres, très-troubles, et laissent déposer un sédiment briqueté. Le genou devient volumineux. On emploie des eaux de Sedlitz, de Seltz, de légères doses de rhubarbe, de quinquina, etc.; on donne des gelées et lavements faits de viande: rien ne change l'état du malade.

1er, 2, 3 août. Le pouls tombe à 80 p., mais toujours petit, faible; les vomissements cessent; le malade conserve parfaitement les aliments qu'on lui donne, éprouve quelques moments d'absence, dit avoir été à Dole ou autres lieux, mais revient de suite de son erreur.

Le 4. M. Thervay a la peau très-froide, n'a plus de pouls, et cependant dit se trouver bien. Comme j'avais à redouter une affection gangréneuse intestinale, je fais appeler de suite M. Roch, qui adopte mes solutions. On applique la moutarde aux pieds, on ordonne le quina en lavements et en sirop; au bout de 5 minutes le malade se plaint et nous prie d'enlever les sinapismes. Le pouls est revenu à son état habituel, la peau est chaude, et la journée, ainsi que la nuit, sont bonnes. Les hallucinations ou rêveries deviennent plus fortes les jours suivants; le malade croit ne l'être pas, dit se reposer de ses fatigues, ne peut expliquer son séjour au lit; il semble cependant reprendre des forces. La cuisse, le genou, tout le membre, diminuent de grosseur. Les muscles, en général, ont plus de fermeté; la peau est toujours sèche, malgré les frictions journalières; il se soulève, se retourne dans son lit, *remue la jambe malade que l'on ploie*, et tout cela sans souffrir. Depuis 5 semaines il n'avait pu faire un mouvement sans ressentir dans la cuisse, et surtout dans la région lombaire, de grandes douleurs. Plus de vomissements; l'estomac conserve tous les aliments; seulement les déjections sont plus molles, plus grises, et très-fétides; le pouls varie de 85 à 95 puls.; le malade est gai, folâtre, recherche sa femme; *salax factus est....* à tel point que je suis obligé de le morigéner, dans la crainte que cela n'aille trop loin; il a de plus en plus des hallucinations.

Le 21. Après avoir été sans pouls et froid, un état comateux s'empare brusquement du malade, et le pouls, petit, donne 120 p. Dans la journée il reprend connaissance; il exhale depuis la veille une odeur très-fétide. 23, 24, mêmes symptômes, toujours en déclinant. Enfin le 25, après avoir encore joué avec son fils, pouvant à peine se faire comprendre, il tombe l'après-midi dans un état comateux qui rend la respiration de plus en plus courte, et le malade s'éteint à deux heures du matin, sans agonie.

26 août. A 6 heures du matin, j'apprends la mort de M. Thervay; une heure après, une lettre est envoyée à chacun de MM. mes confrères, par laquelle je les prie de vouloir bien se rendre à Crissey à onze heures du même jour, pour assister à la nécropsie. A neuf heures je reçois les deux lettres ci-jointes de MM. Bouchard et Meynier.

« *Mon cher Confrère,*

» *Je reçois à l'instant votre invitation de me rendre à*
» *Crissey à 11 heures. Je regrette fort de ne pouvoir ac-*
» *céder à vos désirs ; je pars dans un moment pour aller à*
» *la campagne voir des malades que je ne peux remettre. Je*
» *ne serai de retour qu'à midi. Si j'avais été prévenu plus*
» *tôt, je me serais arrangé pour revenir à l'heure que vous*
» *m'indiquez.*
» *Veuillez agréer mes excuses, et croire à la considéra-*
» *tion distinguée de votre tout dévoué*
» **Ch. BOUCHARD, D. M. S.** »

» *Monsieur,*

» *Des considérations majeures, sans doute, m'ayant tenu*
» *constamment éloigné pendant la longue maladie de M. Ther-*
» *vay, je crois devoir me dispenser d'assister à son autopsie. Je*
» *vous remercie donc de votre obligeante invitation, et vous*
» *prie d'agréer mes excuses.*
« **MEYNIER, C. D. M.** »

Se rendent à Crissey à l'heure indiquée, MM. Machard, Roch, Bretillot, Viton, Jobard et Breune. Ne paraissent pas MM. Bolut-Patouillot, Ignace Bolut, Bouchet et Guillaume (ce dernier n'était pas à Dole).

NÉCROPSIE.

Le cadavre est loin d'être maigre; il a un aspect jaunâtre; le *facies* est souriant comme lorsqu'il regardait Madame Thervay; pas d'odeur. Le ventre, un peu tendu, conserve les vergetures. Le membre inférieur blessé est un peu plus volumineux que l'autre. Le genou n'offre rien de particulier; il est flexible. Deux cicatrices existent à la partie supérieure de la cuisse : une à la partie interne, portant 12 lignes, faite par la corne; l'autre à la partie antérieure et externe, portant 4 lignes, faite par la lancette lors de l'ouverture de l'abcès.

Je prie M. Bretillot de vouloir bien me seconder. Nous commençons par la cuisse blessée. J'enlève la couche cutanée, graisseuse, et les *fascia* qui recouvrent la région blessée; les muscles sont à découvert, mais plus de trace de la blessure. Nous sommes obligés de replacer la peau où se trouve la cicatrice, pour mettre les parties en rapport et nous guider. Tout est dans l'ordre normal ; seulement nous trouvons, dans un trajet de 2 pouces, des adhérences entre les muscles moyen-adducteur, pectiné, et le couturier, dans lesquelles est enveloppé le tronc de la saphène interne et de la tégumenteuse, qui a été blessé. Des filets nerveux existent dans ces adhérences, ce qui explique l'affection traumatique. Rien autre n'indique l'entrée d'un corps étranger dans ces parties.

Comme j'avais prévenu ces messieurs que le genou avait été enflammé, volumineux, et que je pensais qu'il pouvait y avoir un abcès, je fais une incision dans la région poplitée (jarret); tout est naturel. Je plonge alors mon scalpel entre la rotule et le condile interne du fémur : aussitôt une grande

quantité de synovie en sort, très-pure, que je montre à
ces messieurs, et crois m'être trompé. Mais comme je ramène
mon instrument sous l'attache des muscles droit antérieur et
triceps crural, j'ouvre un petit abcès qui existait sous les
tendons et se prolongeait sous la facette de la rotule qui
s'articule avec le condile externe. L'articulation fémoro–tibiale
est très-saine.

Nous ouvrons l'estomac, les intestins, qui contiennent des
gaz; ils ont, ainsi que le mésentère, quelques parties injec-
tées, et sont, comme le pancréas, les reins, d'une couleur
beaucoup plus pâle qu'on ne le rencontre à l'état normal;
le foie est serré, et se trouve, ainsi que les poumons, à
l'état naturel. Ces deux organes ont quelques adhérences. Le
cœur est pâle et *excessivement flasque;* Le cerveau dur, peu
injecté : le cervelet mol et plus coloré. Tous ces organes sont
à l'état malade, mais pas assez pour donner la mort. Quelle
cause l'a donnée? voilà la question que nous nous sommes
faite.

Voici cette cuisse qui devait contenir *des pintes de pus,*
ce pus qui devait avoir gangrené l'os, et ensuite avoir
empoisonné le blessé; la voici, non seulement sans pus,
mais sans marque d'abcès, sans signes bien évidents de cette
vaste plaie; car sans la cicatrice cutanée il eût été difficile
d'affirmer que les adhérences étaient le fait d'un corps étranger qui avait pénétré dans ces parties, tant elles sont peu
considérables.

Un abcès se trouve à la partie supérieure et externe du
genou; abcès dû, non à l'absorption, mais bien à un état
inflammatoire, et qui n'a pu ni être absorbé ni faire issue
à l'extérieur, par le fait même de la maladie à laquelle le
blessé a succombé, ce dernier n'ayant pas eu, au dire de
ces messieurs, assez de force vitale pour continuer l'inflam-
mation, qui se serait résorbée ou aurait donné assez d'impul-
sion à l'abcès pour faire issue au dehors. (1)

(1) Plusieurs personnes m'ont assuré, ce que je ne puis croire, qu'un des

C'est alors que nous pensâmes trouver les altérations mortelles dans la cavité abdominale. Le genre de vie de M. Thervay, les symptômes de sa maladie, tout y concourait ; et cependant nous trouvons ces organes dans un état morbide, mais pas assez pour donner la mort. Il en est de même de la poitrine, et du cerveau.

Nous jugeâmes généralement que la cause de la mort se rapportait à une modification des deux fortes hémorragies, qui avaient agi sur le système sanguin et sur le cœur.

Aujourd'hui j'oserai exposer mon opinion ; car alors, absorbé par la fausse position où je me trouvais et l'idée que je pouvais me tromper, j'étais en face de collègues qui allaient devenir mes juges ; la place de sa blessure devenait pour moi une ancre de salut : là gisait mon avenir. Depuis, ayant rapproché les faits pathologiques et ceux observés sur le cadavre, j'ai été amené à penser que les organes malades, mais *pas assez pour donner la mort*, n'étaient que l'effet de la cause réelle qui a fait périr M. Thervay, lequel a succombé à une affection du grand sympathique, système nerveux de la vie organique : maladie peu connue, et qui généralement ne laisse pas de traces appréciables, d'après l'état actuel de la science. (1)

médecins présents à l'ouverture avançait que si *M. Thervay eût vécu*, *on aurait été obligé de lui couper la cuisse.* Si ce médecin ampute pour peu de chose, il aurait pu le faire ; mais il est rare d'amputer une cuisse pour un petit abcès dans l'articulation, à plus forte raison lorsqu'il se trouve à la partie externe.

(1) Les nerfs sont les organes conducteurs du sentiment et du mouvement. On les divise en nerfs cérébraux, ou de la vie animale, et en nerfs des ganglions, ou de la vie organique. Les premiers sont, d'une part, les organes qui transmettent au cerveau les impressions extérieures destinées à produire les sensations ; et de l'autre ils servent de conducteurs aux volitions de cet organe, qui sont exécutées par les muscles volontaires. Les seconds, ou de la vie organique, se distribuent spécialement aux organes de la digestion, de la circulation, de la respiration, des secrétions, etc. Ils sont autant de petits centres particuliers qu'il y a de ganglions, sont logés dans un tissu cellulaire le long de la colonne vertébrale, communiquent avec les nerfs de la moëlle épinière, ne sont point soumis à la volonté, et sont regardés comme le centre des passions. Le mécanisme de l'action nerveuse est encore inconnu.

Ainsi, passons en revue les principaux symptômes de la maladie. M. Thervay reçoit une blessure : a lieu une forte hémorragie ; de là *syncope, atonie générale*. Quelques jours après, le malade allant bien, arrivent subitement des symptômes alarmants, sans cause connue, si ce n'est une perturbation morale dont le malade fait part à chacun, à l'auteur même de cette perturbation ; et elle doit être d'autant plus forte que M. Thervay, peu expansif, et qui jusqu'alors a dissimulé l'émotion ressentie au moment de la blessure, l'accuse enfin sans détour, mais seulement lorsqu'il s'agit de la comparer à cette dernière perturbation, dont il semble vouloir se venger sur celui qui l'a causée, en lui disant : **TU M'AS FAIT BIEN PLUS DE MAL QUE LA VACHE !**

Arrive, dis-je, un état d'anxiété extrême, un *facies* coloré, une respiration courte, saccadée, pénible ; une douleur profonde de toute la région diaphragmatique ; des vomissements bilieux, le ballonnement du ventre, une grande altération, un pouls petit, serré et très-fréquent ; en un mot, le malade est très-mal : symptômes qui tous proviennent des organes soumis au plexus solaire (nerf de la vie organique) malade, qui, augmentant ou continuant, finit par agir sur le système nerveux de la vie animale, d'où le délire dans la nuit.

La médication agit si énergiquement, qu'en 24 heures tous ces symptômes alarmants ont disparu. Le malade va mieux, reprend des forces. Par une grande fatalité, quelques jours après une seconde hémorragie a lieu, et change totalement l'état du malade. Alors les fonctions abdominales commencent à se faire mal ; un malaise général arrive, et cela par le fait de l'hémorragie, qui, agissant fortement sur le système nerveux organique, sortant d'une *surinflammation* et tombé dans un état contraire, c'est-à-dire une *subinflammation*, je pourrais presque dire *atonie*, et ne portant plus ou peu la vie nerveuse aux organes destinés principalement à la génération du sang, (qui pour nous est la vie), fait parcourir petit à

petit au malade les différentes phases pathologiques dont j'ai
donné le détail. Aujourd'hui bien, demain mal ; la cuisse
malade, le membre entier restant dans un état stationnaire,
la peau ne fonctionnant plus, les vergetures du ventre, les
vésicatoires donnant peu, les différentes escarres qui existaient
dès le commencement, en sont autant de preuves. La langue
alternativement sèche et humide, à fond rouge lie de vin, le
pouls petit, faible et toujours fréquent, en sont les symptômes.
Enfin le cerveau, qui jusque-là est resté sain, recevant, pro_
portion gardée aux autres organes, une très-grande quantité
de sang, ce qui nous explique sa durée de perception, finit
par s'altérer, et entraîne avec lui tout le système animal. Le
cervelet seul, participant à cette quantité de sang, a été un
des derniers fonctionnants, et explique tous les détails des
symptômes génésiques qui ont eu lieu à la fin ; et fonctionnant
encore la vie cessante, nous donne la cause de la face riante
du cadavre, fait phrénologique extrêmement curieux.

Ainsi, pour moi, les deux hémorragies, réunies à l'affection
morale, ont amené cette longue maladie à laquelle M. Thervay
a succombé, maladie qui pourrait soulever de grandes ques-
tions *morales* et *scientifiques*. Pour les unes, je m'abstiens,
professant un art honorable dont je sens toute la dignité ; pour
les autres, je me récuse, et pour toutes je m'en réfère à mes
confrères et au public.

Je saisirai cette occasion pour prier ceux de MM. mes
collégues qui ont bien voulu répondre à mon appel, d'agréer
mes sincères remercîments, car leur présence et leur témoi-
gnage m'ont gardé contre la fausse direction que l'on s'est
efforcé de donner à l'opinion publique sur les faits que je
viens de rapporter.

Dole, ce 1ᵉʳ septembre 1839.

A. CURÉ, D. M. P.

www.ingramcontent.com/pod-product-compliance
Ingram Content Group UK Ltd.
Pitfield, Milton Keynes, MK11 3LW, UK
UKHW021045120726
13693UKWH00006B/2438